W0327570

ELISE WOLFRAM

Der esoterische Christ Paracelsus

«Alterius non sit, qui
suus esse potest.»

Herausgegeben von Willem F. Daems

Verlag am Goetheanum

1. Auflage im Verlag von Max Altmann, Leipzig 1911
2. Auflage ebenda 1920
3. Auflage, herausgegeben von Willem F. Daems, Dornach 1991

Einbandgestaltung von Gabriela de Carvalho

© Copyright 1991 by Philosophisch-Anthroposophischer
Verlag am Goetheanum, CH-4143 Dornach
Alle Rechte vorbehalten
Gesamtherstellung: Freiburger Graphische Betriebe
ISBN 3-7235-0576-7

Vorwort zum Neudruck

In ihrer frühen Leipziger Zeit – ungefähr ab 1900 – schrieb Elise Wolfram (1868–1942) bereits einige Romane, als sie, etwa 1905, nach Leipzig übersiedelte. Dort kam sie 1905 mit der Theosophie (Anthroposophie) und mit Rudolf Steiner in Kontakt; sie wurde in den engeren Kreis der esoterischen Schüler Rudolf Steiners aufgenommen.

In der «Einführung zum Neudruck» ihres Werkes «Die okkulten Ursachen der Krankheiten (Volumen Paramirum des Paracelsus)» sind die näheren Umstände, die Elise Wolfram zum Paracelsus-Studium bewogen haben, ausgeführt. Die vorliegende Schrift «Der esoterische Christ Paracelsus» erschien 1911, das größere Werk, «Die okkulten Ursachen der Krankheiten», folgte 1912 (abgeschlossen September 1911). Mit der ersten Studie hat Elise Wolfram die zweite vorbereiten wollen: Paracelsus ist nur zu verstehen, wenn man erfahren hat, wie er sich mit seiner undogmatisch-esoterisch-christlichen Weltanschauung in die Rosenkreuzerströmung des frühen 16. Jahrhunderts einfügt. Deshalb nehmen beide Studien Bezug aufeinander.

Man kann sagen, daß zum besseren Verständnis des Werkes über «Die okkulten Ursachen der Krankheiten» diese Studie eine notwendige Hilfe bietet.

Der Neudruck erfolgt im Neusatz, so daß die nötigen Anmerkungen leicht eingebracht werden konnten; auch war es dadurch möglich, einige Satzfehler des Erstdruckes zu korrigieren.

Dem Leiter der Handschriftenabteilung der Universitätsbibliothek Leiden sei gedankt für die Genehmigung, das schöne Paracelsus-Bild aus dem Codex Vossianus Chymicus, F 24, hier zu reproduzieren.

Willem F. Daems

Die Oberlausitzische Gesellschaft der Wissenschaften besitzt drei Handschriften, die theologische Abhandlungen des Paracelsus enthalten. Es sind Abschriften, die in der zweiten Hälfte des 16. Jahrhunderts in dem Freundeskreise des Paracelsus-Verehrers Johannes Montanus und wahrscheinlich nach Originalen, die er besaß, entstanden sind. Auf dem Titelblatt ist ein Holzschnittbild Hohenheims zu sehen; es stellt ihn in einer symbolischen Haltung dar, die ausdrückt, wie die Seelen seiner Bekenner, ungefähr zwanzig Jahre nach seinem Tode, sein Wesen empfanden. Dasselbe Bild, bunt, in Wasserfarben, befindet sich auch in der großen Sammlung theologischer Handschriften, resp. Abschriften, die 1575 entstanden, dem böhmischen Grafen von Rosenberg gehörten und jetzt im *Codex Vossianus Chymicus*[1] in der Universitäts-Bibliothek zu Leiden nachzuschlagen sind. Diese Bilder stellen Hohenheim dar, früh gealtert, wie er, der sein Leben in seinem 48. Jahre beschloß, in den letzten Zeiten wohl ausgesehen haben mag und wie die Erinnerung der Getreuen sein Bild bewahrte – vielleicht derselben

Getreuen, denen in der Görlitzer Handschrift die Widmung *«ad amicos et sodales»* gilt. Der Verehrer, der 1564 in Görlitz das Manuskript mit dem Holzschnitt schmückte, zeichnet Paracelsus in ganzer Gestalt. Hoch aufgerichtet, beide Hände auf den Kreuzgriff eines mächtigen, entblößten Schwertes gelegt, das er vor sich in den Boden stemmt. Von dieser Zeichnung mögen die vielen Reproduktionen stammen[2], die den Arzt jedoch nur im Brustbilde zeigen, so daß kaum zu erraten, daß es ein Schwertgriff ist, was seine Hände halten. Ein solches Bild findet sich auch auf dem großen, mit allegorischen Figuren reich geschmückten Titelblatt der chirurgischen Schriften, die Zetzner 1605 herausgegeben hat; dort stehen in ganzer Figur Virgilius und *Hermes trismegistos* zur Rechten und Linken Hohenheims. In jenen Kreisen, wo man in Mythen und Sagen mehr sah als Phantasien, liebte man solche symbolischen Zusammenstellungen. Es gibt ein Exemplar dieser Ausgabe, darauf hat eine Hand, die seit Jahrhunderten wohl vermodert sein mag, in Pietät neben des Paracelsus Bild geschrieben: «Sirach 39,12–15!»

Diese Verse lauten:

«Und viele verwundern sich seiner Weisheit, und sie wird nimmermehr untergehen.

Seiner wird nimmermehr vergessen, und sein Name bleibet für und für.

Was er gelehret hat, wird man weiter predigen, und die Gemeine wird ihn rühmen.

Dieweil er lebet, hat er einen größeren Namen,

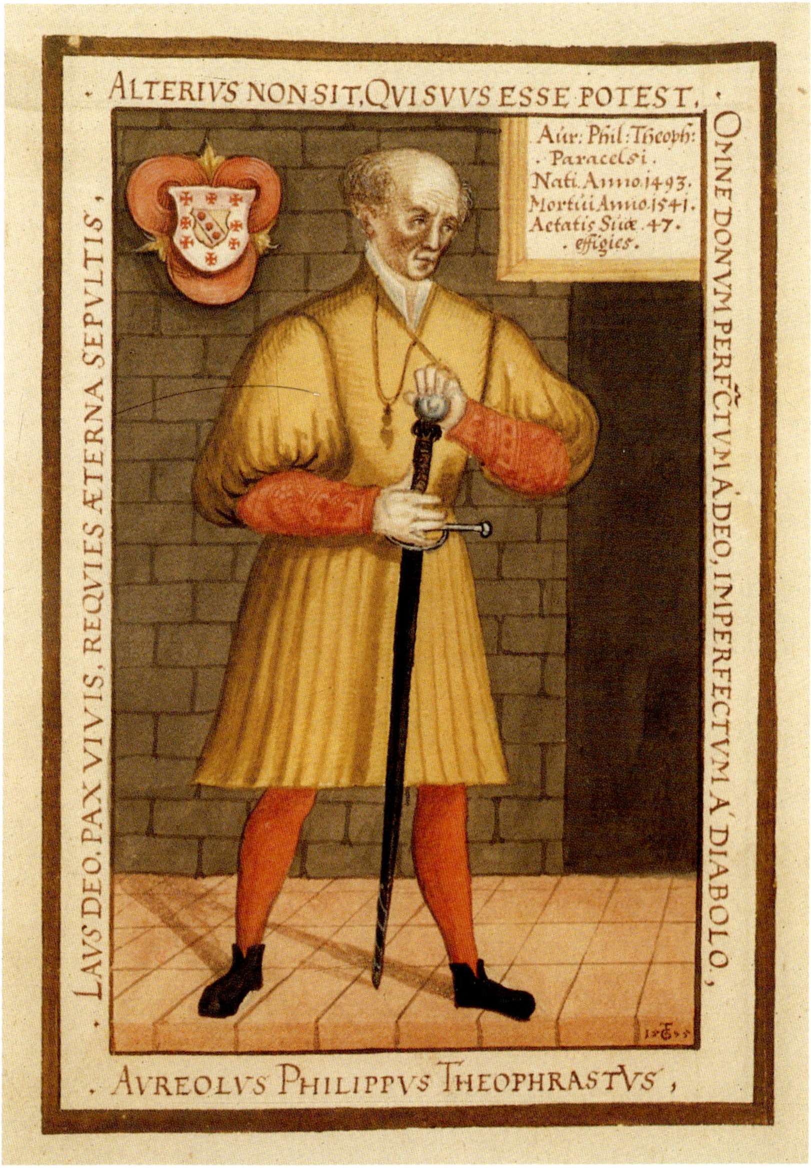

. ALTERIVS NON SIT, QVI SVVS ESSE POTEST. .
OMNE DONVM PERFECTVM A DEO, IMPERFECTVM A DIABOLO,
LAVS DEO. PAX VIVIS, REQVIES ÆTERNA SEPVLTIS,
. AVREOLVS PHILIPPVS THEOPHRASTVS,
Aur: Phil: Theoph:
. Paracelsi.
Nati Anno 1493.
Mortui Anno 1541.
Aetatis Suae 47.
. effigies.

Aquarellierte Zeichnung (1575) von Paracelsus
im Codex Vossianus Chymicus F 24, Rückseite des 2. Blattes
[Mit Genehmigung der Universitätsbibliothek
(Handschriftenabteilung), Leiden]

denn andere tausend; und nach seinem Tode bleibt ihm derselbige Name.»

Derjenige, der verehrungsvoll «Sirach 39, 12–15» neben das Bild des Paracelsus schrieb, mag noch einer von denen gewesen sein, welche in den biblischen Schriften das sahen, was sie sind: nämlich in okkult-technischen Ausdrücken von Eingeweihten verfaßte Mysterienschriften. Ihm war Paracelsus ein Bote aus dem Land des Geistes im Sinne des Vorbildes, das Sirach hinstellt. Und der bleibende Name ist nicht der irdische, sondern der okkulte Name der unsterblichen Individualität, deren Eigenart eben das in die Erde gestemmte Schwert – eines der tiefsten okkulten Symbole – verrät.

Diese Worte sowie der Sinn des Bildes verraten jedem, der sich ein wenig mit christlicher Symbolik befaßte, wie hoch jene, die das Wesen des Paracelsus ahnten, ihn einzuschätzen verstanden. Es ist auch zu beachten, daß dies Bild des Lehrers, das Schwert in die Erde stemmend, den theologischen Schriften, welche die vier Evangelien auslegen, beigegeben worden ist. Jenen Schriften, die als Dokumente der Geisteswissenschaft heute herausgegeben werden könnten, so wissend reden sie in ihrem Sinne von den Geheimnissen der Abstammung und Geburt Christi, vom Wesen der Jungfrau Maria, vom Abendmahl und von der Bildung des geistigen, unvergänglichen Leibes. Dem esoterischen Lehrer gilt das Bild. Es ist ein Hinweis, daß der Arzt Paracelsus nur auf dem Umwege über den christlichen Esoteriker Paracelsus verstanden werden kann. Und er selbst will also verstanden werden, und in jeder Zeile seiner theologischen Schriften betont er mit der ganzen Glut seiner Seele sein esoterisches Christentum als die Quelle seines umfassenden okkulten Wissens und ärztlichen Könnens.

Die «Mystik» in Hohenheims Schriften durch das Licht der Veden erklären zu wollen, wie es Franz Hartmann[3] in bester Absicht versucht hat, das hieße ganz und gar den Theologen Paracelsus übersehen. Er kennt recht wohl den Wert der Weisheit des Altertums, wie er oft erklärt; ein Beispiel davon ist seine Explikation der Künste der Ägypter, die doch vom Können des Moses und Aaron übertroffen werden, und der Wunder, die von den Gebeinen der Heiligen und durch Reliquien bewirkt wurden. Die Weisheit des Paracelsus in der Weisheit der Veden suchen und finden zu wollen, das hieße die Gegenwart in der Vergangenheit suchen, das hieße das gewaltige Neue, das durch das Mysterium des Christentums gegeben ward, in einer Zeit suchen, da dies Neue noch nicht vorhanden war; das ist, als wollte der Botaniker das Wesen der Laubbäume erklären aus jenen Perioden der Erdentwicklung, da nur Schachtelhalme vorhanden waren. Freilich weben in den Schachtelhalmen wie in den Laubbäumen die übersinnlichen Gewalten, und Fülle unendlichen Wissens birgt die Erkenntnis dieses Webens. Aber ein anderes und Neues ist zu lernen von der Entstehung der fruchttragenden Laubbäume.

Ein Wissender dieses Neuen zu sein, bekennt sich Hohenheim, wenn er Altes und Neues Testament und des Paulus Briefe erklärt und beweist, wie gut er die technischen Ausdrücke der christlichen Esoterik beherrscht. Ohne das Verständnis dieser Ausdrücke sowie der geisteswissenschaftlich-alchemistischen ist weder der Theologe noch der Arzt Hohenheim zu erfassen. Das ist eine Sprache, die der Mensch unserer Zeit erst erlernen muß, um zu begreifen, *wovon* Paracelsus überhaupt spricht. Und weil die Paracelsus-Forscher unserer Tage nicht einmal ahnen, daß er eine Sprache redet, deren Schlüssel ihnen fehlt, nehmen sie seine Schriften nach dem Sinn, den sie vermögen hineinzulegen; dann wundern sie sich, wie ein Mensch von so scharfer Beobachtungsgabe, ein sonst so klarer Kopf noch so unter dem Bann der wunderlichen Renaissance-Mystik stehen konnte. Dr. Strunz, der verdienstvolle Herausgeber des 1904 erschienenen «Paramirum»[4] bemerkt in einer Fußnote, wenn Paracelsus alchemistisch sich ausdrücke, sei dies alles bloß *«bildlich»* gemeint. Und in seiner von warmem Gefühl getragenen Paracelsus-Biographie[5] kann sich Strunz dem Esoteriker Hohenheim gegenüber nicht anders helfen, als daß er sich entschließt, dessen technisch-esoterische Definitionen zu halten für «religiöse Reflexionen, schlicht und ungesucht, von *ehrlicher Naivität»!* Ach nein, da ist nicht Naivität, sondern Wissen.

Alle, die Hohenheim auf solche Weise, ohne Kenntnis der Bedeutung seiner technischen Ausdrücke, verstehen, konstruieren sich einen Hohenheim, der niemals existierte, reden von einem Gebilde ihrer Phantasie, das sie «Hohenheim» nennen. Es liegt ein solches Vorgehen in der Eigenart unserer Zeit, deren Kinder sich auf der Höhe der Entwicklung wähnen und glauben mit den Mitteln des Verstandes und seinen Erfahrungen die Vergangenheit entziffern zu können. Daher kommt es, daß sie über alles hinweglesen, was klar und eindeutig in des Paracelsus Schriften von übersinnlichen Dingen spricht, aus deren Existenz heraus er das Sinnenfällige erklärt. Unzählige Male zum Beispiel erklärt er, was er unter dem «Licht der Natur» versteht, nämlich das Licht, in dem das Geistesauge schaut. Unentwegt liest jedoch der moderne Forscher darüber hinweg und deklariert, daß Paracelsus mit dem Licht der Natur jenes Licht meint, das ihm als Naturforscher und Arzt als Resultat aufging, wie jedem Empiriker das Licht eines gewissen Verständnisses aufgeht, wenn er lange genug sich geplagt hat. Darüber liest er hinweg, was Paracelsus im «Paragranum»[6] sagt von der *Philosophie* der Arznei, die der Arzt haben müsse: «denn unser Verstand, wie ihn die Hirnschal beschleußt, ist zu *schwach* zu gebären einen Arzt». Und fügt hinzu: «Was ist die Philosophie anders, denn die *unsichtige* Natur?»

Vermöchte der moderne Gelehrte sich hier objektiv zu verhalten, so müßte er doch fragen: Was meint er mit dem Wort «*unsichtige* Natur»? Und weiter müßte er sich fragen, was wohl gemeint ist, wenn auf derselben Seite Paracelsus lehrt, daß dem Auge des wahren Arztes der Leib des Menschen *durchsichtig* sein müsse wie ein Kristall, so daß er die Kräfte der Natur im Menschen erkenne, daraus der Mensch gemacht ist. Und daß der Mensch «ein Bildnuß ist, in ein Spiegel gesetzt hinein durch die vier Elemente». Dazu läßt sich der Kommentator aber nicht herab zu fragen: Was versteht Paracelsus unter dem Wort «Spiegel», was unter den vier Elementen?

Wenn er vom Spiegel spricht, so redet er vom Ätherleib des Menschen, wie er im Leben ist, das heißt von dem unsichtbaren Regenten der Lebensfunktionen, dessen sinnenfälliger Ausdruck das Drüsensystem ist. Wie im Äther des Makrokosmos weben die Kräfte der vier Naturreiche, und durch sie hinein wirken die höheren Wesenheiten, und als Resultat ihres Schaffens und Daseins die sichtbare Welt in Werden und Vergehen sich immerdar erneut, also wirken im Ätherleib diese selben Kräfte, die ihn erneuen und erhalten. Ganz buchstäblich ist zu nehmen, was da vom «Spiegel» gesagt wird, nämlich daß das Auge des Hellsehers und *Verstehers* göttlicher Dinge diese selben Kräfte so wie in der Natur auch im Ätherleib des Menschen erkennt. Dies Wissen von den Entsprechungen ist die Philosophie, die Paracelsus vom Arzt verlangt und ohne die die Bücher des Paracelsus wirklich Bücher mit sieben Siegeln bleiben, die der Eröffnung bedürfen.

Es soll nun die Aufgabe dieser Schrift sein, zu versuchen, an der Hand der Tatsachen, nämlich der

Aussprüche Hohenheims selber, sein esoterisches Christentum, das ihm die Grundlage für das Priesteramt des Arztes bildet, nachzuweisen.

Sämtliche Anführungen aus theologischen Handschriften sind dem umfassenden Werke Karl Sudhoffs: *«Versuch einer Kritik der Echtheit der Paracelsischen Schriften»*[7] entnommen.

Als Einleitung zu diesen Betrachtungen sei hingewiesen auf den Namen, den sich Theophrastus, aus dem Geschlecht der Bombaste von Hohenheim, beilegte, nämlich den Namen *Paracelsus*. Daß er ihn bei Lebzeiten schon getragen und selbst gewählt hat, beweist der Titel seiner 1529, also in seinem 36. Lebensjahre, mit seiner Zustimmung also betitelten gedruckten Schrift: *«Practica D. Theophrasti Paracelsi* gemacht auf Europen, anzufahen in dem nächstkünftigen 30. Jahr, bis auf das 34. nachfolgend.» Para Celsus![8] – das heißt: gegen Celsus. Wer ist Celsus? Es ist jener bekannte römische Philosoph, der im zweiten Jahrhundert nach Christo lebte und dem das junge Christentum so in tiefster Seele zuwider war, daß er seine Schmähschrift, *«Sermo verus»*[9], verfaßte, um darin alle Ungereimtheiten, die er zu sehen glaubte, aufzudecken, und der dadurch die berühmte Widerlegung des Origenes[10] veranlaßte.

Wenn Hohenheim sich «Paracelsus» nennt, so sagt er damit: Ich will auf meine Weise tun, was einst Origenes auf seine Weise tat, nämlich den Menschentypus Celsus bekämpfen: jenen Typus, der mit dem Erlöschen des alten Hellsehens durch die Entwicklung des kritischen Verstandes sich bildete und dauern und immer neue Schößlinge treiben wird, so lange bis die materialistische Weltanschauung durch das Wiedererwachen des Hellsehens, das die Existenz der übersinnlichen Welt beweisen wird, einst überwunden sein wird.

Wie sehr der Typus Celsus in Kraft steht, heute wie im 16. Jahrhundert noch, beweist das Vergnügen, das die Aufgeklärten von 1907 an Celsus haben, als wäre er ihr Zeitgenosse. Und in der Tat, alles, was er in seinem *«Sermo verus»* an Argumenten gegen das Christentum anführt, könnte heute von einem Religionsforscher geschrieben sein. Die «Bibliothek der Aufklärung», eine jener Veranstaltungen, die in billigen Heften Wissen unter das Volk zu streuen sich bemühen, hat 1907 ein Stück aus dem Werke *«Fin des religions»* von Auguste Dide[11], dem Schüler Karl Vogts, veröffentlicht. Dies Stück, übersetzt von Dr. A. Saager, ist unter dem Titel «Das Anti-Evangelium des Celsus» in den Schaufenstern der Buchhändler zu sehen. Dr. Saager rühmt in seinem Vorwort, welch Aufsehen seinerzeit, das heißt 1881, *«Fin des religions»* erregte und daß der Pariser Stadtrat zweihundert Exemplare für seine Bibliotheken ankaufte. Dies Anti-Evangelium des Celsus ist nun nichts anderes als eine Zusammenstellung aller aus dem *«Sermo verus»* des Origenes angeführten Stellen, denn der *«Sermo verus»* selber ist ja verschwunden.

Mit tiefem Vergnügen zitiert der Gebildete und Aufgeklärte von 1881 den Gebildeten und Aufgeklärten des zweiten Jahrhunderts nach Christo. Und allen Aufgeklärten unserer Tage leuchten diese Argumente außerordentlich ein, denn was einzig aus dem Verstand geboren ward, ist willkommene Speise dem Verstand. Dem Verstand, für geistige Dinge taub, muß richtig erscheinen, daß Celsus die Genesis lächerlich macht, ihre Geschichten als unsinnig und unmoralisch hinstellt, ihre Kosmogonie als absurd, die Weisheit des Moses und der Propheten als verblüffende Nichtigkeiten bezeichnet. Die Geschichte von der Schlange im Paradies ist ein Märchen für alte Weiber, die von der Arche eine lächerliche Fabel, kaum gut genug, kleine Knaben zu erheitern. Die Genealogie Christi ist ein Meisterstück sinnlosen Ehrgeizes und vernunftloser Berechnung, eine Gottlosigkeit die Mär von der unbefleckten Empfängnis. Die «historische» Person des Jesus wird herabgerissen, 's ist ein armer, hysterischer Jude, der in Ägypten Gaukeleien lernte. Die Jünger waren Vagabunden, eine von den nachfolgenden Frauen geistesgestört, die andere unmoralisch. Die Lehren Jesu sind ein Gemenge von jüdischen Phantasiegebilden und griechischen und barbarischen Überlieferungen und obendrein als solche falsch verstanden. «Es ist eine Lehre des Bettlertums für geistig Arme und Herdenmenschen», setzt A. Dide hinzu.

Was Celsus und Genossen so empört, ist, daß die Schreiber der Bibel vorgeben, etwas vom Wesen der Göttlichkeit zu wissen. Das ist wider den Verstand. Der Verstand läßt sich Gott nur als ein Abstraktum gefallen, deshalb gefällt dem Celsus auch die *verhüllte* Weisheit des Plato, die er zitiert: «Gott ist der Anfang, die Mitte und das Ende aller Wesen.» Dabei kann er sich nichts denken, deshalb gefällt es ihm. Es regt den Verstand nicht zum Widerspruch auf. Es gefällt, wie es den Gelehrten des 20. Jahrhunderts gefällt, von Naturkräften, von Energien, von kosmischen Gesetzen zu sprechen. Ihnen, wie weiland Celsus, ist es peinlich, von den Wirkungen zu den Ursachen hinüberzudenken. Denn die Wirkungen sind sichtbar und zu prüfen, die Ursachen verhüllt. Die Grenze seiner Fähigkeit tritt hier dem Verstand entgegen. Das ist peinlich; deshalb werden die Wirkungen, zum Beispiel die kosmischen Gesetze, zum Rang der Ursachen erhoben und die Ursachen, nämlich die geistigen Wesenheiten, abgeleugnet als ein Nonsens. Das ist die Menschenart Celsus, gegen die sich Paracelsus wendet.

Es ist bezeichnend, worauf Hohenheim sein Recht gründet, von den Mysterien der Bibel als Wissender zu reden. In seiner «Vorredt über die vier Evangelisten», die in den Heidelberger Handschriften zu finden ist, erklärt er, daß zum Auslegen der Evangelien mehr nötig sei als etwa Kenntnis des Griechischen oder Chaldäischen oder Verstandesgeschicklichkeit. Christus zu verstehen, dazu bedarf es der Philosophie, die aus dem Lichte der Natur fließt, der Astronomie, der Magie, der Arzneikunde.

Der Philosoph versteht, was das heißt: «Wo das Aas ist, da sammeln sich die Adler.» Der Magus versteht die Magier des Orients und ihren Stern; der Arzt im Licht der Natur versteht: «Sie haben viel Kranke mit Öl gesalbt und sind gesund geworden.» Der Astronom, der okkulte, versteht, wenn von Himmels- und Wetterzeichen gesprochen wird. Das ist eine grobe Auslegung, die sich eine theologische nennt, und nicht geschmeckt hat die Philosophie der Natur. Wie kann einer reden vom Herkommen der Menschen, von Maria, von Myrrhen, Gold und Weihrauch, das versiegelt wird, vom Adler und vom Aas, wenn der Theologe nicht weiß, was das ist! Was redet er, daß die Kranken eines Arztes bedürfen, und weiß nicht, woher der Arzt kommt und die Arznei und die Krankheit! Es hat nicht jeder einen geistlichen Verstand, sondern es muß am ersten im Licht der Natur erkannt werden, danach gibt es einen Theologen; «nit daß ich ein theologus sei, dann ich berühm mich khains gaists, aber der Kunsten!» Das heißt, Paracelsus berühmt sich nicht der Inspiration, sondern mit vollem Selbstbewußtsein seines Wissens der Kunst, das heißt der Geisteswissenschaft, die ihrem Schüler die Geheimnisse der Weltentwicklung und der geistigen Wesen enthüllt und ihn fähig macht, deren Krone, die Trinität, zu verstehen.

Auf dies Wissen gründet er sein Recht, zu einem besseren Verständnis der Evangelien diejenigen anzuleiten, die ihm dazu geeignet scheinen. Dieselben sind es, unter denen seine Handschriften zirkulierten, die sie sammelten und abschrieben. Daß sich niemand fand, sie zu drucken, ja daß es dem Autor selbst nicht einmal wünschenswert erscheinen mochte, daß sie gedruckt würden, das wird verständlich, wenn man der Zeit gedenkt, in der Hohenheim lebte: der Zeit der Entstehung der protestantischen Kirche, der Zeit der religiösen Sekten und Kämpfe ohne Ende, der Zeit von Luther, Zwingli und Calvin, deren keiner mehr den Sinn des Mysteriums des Abendmahls, des Mysteriums vom Leib Christi, der genossen wird, verstand. Dem Zwingli ist es eine Feier der Erinnerung, dem Calvin ein rein geistiges Genießen; dem Mönch Luther diktiert ein dumpfes, herrisches Gefühl, daß am Buchstaben der Bibel nichts geändert werden dürfe. Dort steht: «Dies ist mein Leib» ... daran hält er fest. Warum? Warum ist es denn wirklich der Leib? Für Luther gibt es keine Explikation dieses Warum. Aus den Untergründen seiner Natur fühlt er: Dies muß festgehalten werden. Erklären kann er es nicht. Und doch steht und fällt mit dem esoterischen Verständnis des Abendmahls auch das Verständnis der christlichen Religion.

Dieses Verständnis unter seinen Getreuen wieder zu erwecken, ist der Zweck so vieler theologischer Schriften des Paracelsus. Ihm ist offenbar das Mysterium von Brot und Wein, von Fleisch und Blut Christi. Er weiß, was Christus von jeher der Welt gewesen ist, er weiß um alle Wandlungen des Leibes Christi: wie er das Brot der Engel, *panis angelicus,* war, das Manna der Juden wurde, wie alle Kreatur vom Leibe Christi lebt und wie der Genuß von Fleisch und Blut

Christi dem Jünger zum himmlischen Brot wird, das ihm den Himmel erschließt.

Technische Ausdrücke der Wissenden sind das: «Wein und Brot», «Fleisch und Blut», «Manna», «Himmel», «Leib Christi», und Wissenschaft der übersinnlichen Welten ist es, die da abgehandelt wird. Von dem, was er weiß, lehrt Paracelsus in technischen Ausdrücken. Deshalb fühlt er sich über dem Streit der religiösen Parteien und darf sagen, als man ihn wegen seiner «Arzneikunde aus dem Licht der Natur», die alles Alte umstürzte, den *Lutherus medicorum* nannte:

«Mit was Spott habt ihr mich ausplasimiert, ich sei *Lutherus medicorum,* mit der Auslegung, ich sei *Haeresiarcha.* Ich bin Theophrastus und mehr als die, den Ihr mich vergleichent: Ich bin derselbig und bin *Monarcha medicorum* dazu, und darff euch beweisen, das Ihr nit beweisen mögent: Ich werde den Luther sein Ding lassen verantworten und ich werde das mein auch eben machen, und wird meniglich, die ihr mir zuleget, übertreffen, dazu werden mich die *arcana* erheben ... Mich hat nicht der Himmel zu einem Arzt gemacht, Gott hat mich dazu gemacht; der Himmel hat nit Arzet zu machen, es ist ein Kunst aus Gott, nit aus den Himmeln.»

Wiederum betont er, daß ihn nicht der Himmel zu einem Arzt gemacht habe, das heißt nicht erbliche Veranlagung zum Hellhören und Hellsehen, wie sie in alten Zeiten die Reinheit des Blutes eines Stammes geben konnte, sondern durch Gott und die Kunst aus

Gott ist er Arzt im Licht der Natur. Der Gott ist das Ebenbild Gottes in der eigenen Brust, und die Kunst aus Gott ist das klare Können und Wissen durch Initiation, und zwar *der* Initiation, die aus den tiefsten Geheimnissen des Christentums erblüht, der Initiation des Rosenkreuzes.[12]

Wer da meint, dies sei eine recht willkürliche Behauptung, der lese nach in der Görlitzer Handschrift *«Ex libro de martyrio Christi»:* «Der *Orden der Kreuzer* stehet nicht in äußerlichen Waffen, sondern im Worte Gottes und feurigen Zungen.» Nun ist dem Esoteriker das Wort Gottes der Sohn oder Logos, der Christus im Menschen, das heißt die geistig ewige und schöpferische Kraft im Menschen selbst und die feurigen Zungen das sehr konkrete Symbolum dafür, daß diese Kraft zur individualisierten Menschenkraft wird, jener Kraft, die das geheimnisvolle «Fiat» im eigenen Leibe ausspricht, wodurch der Mensch ein anderer wird, als er war.

Und in den Leidener Theologischen Schriften, *«De resurrectione mortuorum»,* lehrt Paracelsus: «*Aus* unserem Leibe, *nicht mit* unserem Leib werden die *Corpora* auferstehen, wie die Rose aus dem Samen der Erde... Sollen wir im alten Adam, ‹glazet, kolbet, zänlucket› gen Himmel kommen? ... : Rosen und Lilien werden aus der Erde und vom Himmel durch *Thau* und Regen ernährt, so haben auch wir doppelte Nahrung; *die Rose in uns, die glorifiziert wird,* wird gespeist von oben herab.» Der so vom Orden der Kreuzer und von der glorifizierten Rose sprechen

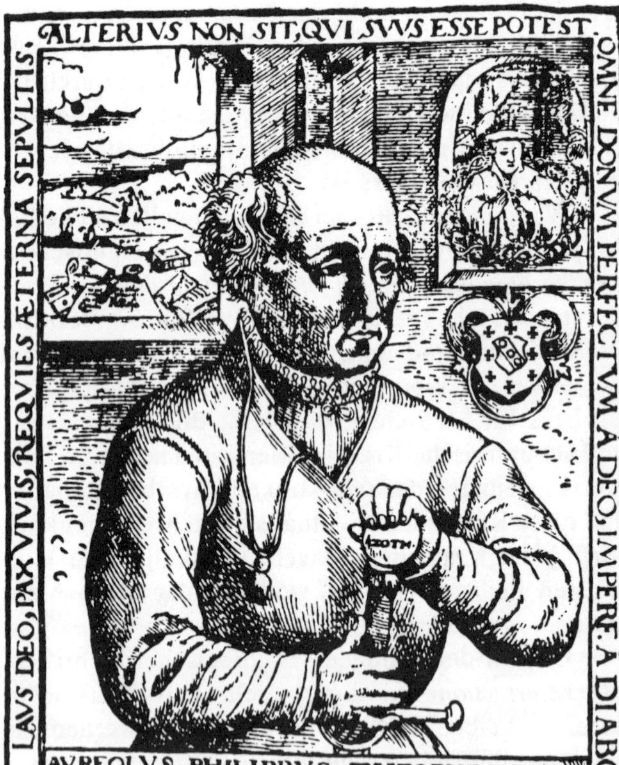
ALTERIVS NON SIT, QVI SVVS ESSE POTEST.
OMNE DONVM PERFECTVM A DEO, IMPERF. A DIABO.
LAVS DEO, PAX VIVIS, REQVIES ÆTERNA SEPVLTIS.
AZOTH.
AVREOLVS PHILIPPVS THEOPHRASTVS

AV. PH. TH. PARACELSVS, AE TAT. SVAE 47.

Holzschnitt von Franz Hoghenberg aus dem Byrckmanndruck der Kölner Rosenkreuzeradepten 1567 nach dem Kupferstich des Monogrammisten AH 1540 mit Zutaten aus den «Figurae magicae Theophrasti», die «magisch-mystisch» von den Adepten adaptiert wurden.

konnte, der wußte, in welche Gemeinschaft des Geistes er hingehörte. Und weil er der Blüte der Esoterik des Christentums angehörte und deren unsäglicher Tiefe und Schönheit sich bewußt war, überkommt ihn angesichts der Zustände seiner Zeit, in denen Verstand herumspekuliert und die Nichtswisser in geistigen Dingen sich streiten über die Symbole der Religion, ein heiliger Zorn, und Worte sprudeln ihm aus der Feder, die nicht glimpflich sind.

In der Leidener Handschrift, bei der Erklärung des 24. Kapitels Matthei, spricht er sich so über die Sekten aus: «Ein jeglicher Narr lobet seinen Kolben: der auff dem Bapst, der steht auf einem Kiß, der auf dem Zwingli stehet, der stehet auf einer Spellunkhen, der auf dem Luther stehet, der stehet auf einem Rohr; so richten sie sich selbst übereinander und schänden einander Antichristen, Ketzer, – und sind vier Paar Hosen *eines* Tuchs!» Als das vierte Paar sind die Arianer anzusehen, die Paracelsus kurz vor diesen Zeilen erwähnt; die Fäden des Tuchs verwob die Logik des Verstandes und entnahm sie dem entseelten Buchstaben der Überlieferung.

Was verdankt denn die Menschheit der Reformation? Ei nun, die Freiheit, zu glauben, was sie kann. Das ist sehr viel und sehr wenig zu gleicher Zeit: Sehr viel, dem tastenden Menschensinn die Mysterienschriften der Bibel – denn Altes wie Neues Testament enthalten nichts als in okkult-technischen Ausdrücken gegebene Mysterienüberlieferung – in die eigenen Hände zu legen; sehr viel, dem Menschenverstand das Recht, sich nach eigener Willkür sein Verhältnis zur verhüllten Gottheit konstruieren zu dürfen; sehr wenig – denn alle Esoterik verblieb im Kreis der Geweihten, und nur der Buchstabe der Schrift und der eben nur als Gleichnis und Bild wirkende äußere Mantel ward überliefert, der das göttliche Geheimnis verhüllt. Und so blieb es verhüllt. Und der Streit der Sekten ist ein traurig unfruchtbares Disputieren über etwas, das die Streiter gar nicht imstande sind zu verstehen. Dies Etwas ist nur im Licht der Natur zu erfassen; aber nur der Erdenschein der Sonne, nicht das Licht der Natur leuchtete der Tat der Reformation. Deshalb streiten sich die Parteien über das Wesen des Leibes dessen, der sich «das Licht der Welt» nennt, denn dieser Name ist ihnen nichts als ein Wort, dem der Begriff mangelt.

Dem Paracelsus mangelte nicht der Begriff. Er verstand darunter die schöpferische Gottheit, den aus der unversiegbaren Quelle seines Wesens ewig wirksamen Geist der Erde. Und das war ihm durchaus kein Abstraktum. Das war ihm ebenso real, wie dem Sehenden real und handgreiflich die Dinge der Natur sind.

In seiner Vorrede zu der Abhandlung von den «Ursachen der unsichtbaren Krankheiten»[13] versucht er dem Verstand plausibel zu machen, was jenseits der Fähigkeiten des Verstandes liegt. «Wie ein Blinder, der da greifft und sieht nit, das er greifft: also im Gegenspiel wir sehen und greiffen, aber empfinden das nit, das wir greifen.»

Der Blinde fühlt, im Gefühl übersetzt sich ihm das Wesen der Welt; der Sehende hat die Fülle des Augenscheins, aber das Gefühl für das im Augenschein wesenhaft sich Auslebende ging ihm verloren. Wir sehen nur den halben Menschen, wir sehen nur die halbe Welt. Sehen heißt, durch den optischen Apparat des Auges etwas wahrnehmen. Unser Wahrnehmen hängt ganz ab von der Art, wie dieser Apparat eingestellt ist. Die Völker der Vorzeit nahmen in dämmerhaftem Hellsehen außer der Form auch das Wesen der Welt noch wahr. Die «Schule des Lichtes der Natur» entwickelt im Willigen das Vermögen in voller Klarheit, ohne Verminderung des kritischen Wachbewußtseins, der Welt Wesen wahrzunehmen. «Denn also streicht Gott seine *magnalia* herfür, und die Schule des Lichtes der Natur, daß wir nit allein uns die Augen sollen lassen ersättigen, sondern uns verwundern und nachforschen den natürlichen Dingen, so der Augen Gesicht nicht begreift: und doch so bedeutlich vor ihnen stehet, als eine Säule, die vor dem Blinden stehet. Auf das Aufthun der Augen ist weiter mein Fürnehmen, dieweil im Licht der Natur so heiter gezeigt wird, unsichtbar Ding sichtbar zu sehen.» Alle Dinge der Natur, Steine, Pflanzen, Tiere, Menschen, sind weisheitsvolle, höchst komplizierte Wunderwerke eines unsichtbaren Werkmeisters; alle diese Mannigfaltigkeit, Weisheit, Schönheit, die aus den Formen spricht, was soll sie dem Verstande sein? Eine Verführung, eine liebevolle Lockung, doch zu erstaunen ob des großen Unsichtbaren Kunst, zu fragen: Wer bist du, Genius der Form, wo find' ich, wie erfass' ich dich?

«Wir glauben den Werken und müssen ihnen glauben; die Werk' zeigen an das, davon sie kommen. Sind die Werke sichtbar, und das, davon sie kommen, unsichtbar, so wissend: daß sie nit anders unsichtbar sind, denn das wir im selbigen Licht nit wandeln, welches dasselbige sichtbar macht.» Deshalb: «Wir müssen weiter suchen und gedenken, daß das, so die Werk' *macht,* mehr ist denn die Werke: drumb muß auch mehr sein Licht sein. Und wie jeglich Ding hat sein Licht, darin es ersehen wird, und ein jeglich Licht macht sichtbar das seinige, so vor dem anderen Licht unsichtbar scheinet. Glauben wir dem Werk, so glauben wir auch dem Meister des Werkes: denn das ist ein toter Glaube und eine kindische Art, aus den Werken zu dem Meister *nit* zu wandeln. ... Denn sehet dies Exempel an: Christus war ein Licht der Welt, aber unsichtbar, denn er war ein Mensch, seine Werke beweisen das. Die seine Werke bei *seinem* Licht erkannten, die wandelten heiterer, als alle Sterne am Firmament scheinen möchten ... Darumb, die *ihn* wollten erkennen und wollten ihn sichtbar haben, als denn *er* war, so mußten sie das Licht haben, das über ihn schien, davon gesprochen ward von den Aposteln: ‹Hier wollen wir drei Tabernakul bauen.› Also hat ein jeglich Ding sein Licht, und der bei dem Hauptlicht nicht sehen will, dem sind die unsichtbaren Leib vor Augen, gleich wie bei der finsteren Nacht ein großer Berg.»

Und als ein Vorbild dem Strebenden führt er *Dionysius Areopagita*[14] an, der «wollte auch im Werk nicht ertrinken, sondern er wollte weiter sehen den Werkmeister dieser Welt, und sucht ein ander Licht *und erfand es:* also sollen wir auch nit ersaufen im Werk». «Ersoffen im Werk» – sind sie es nicht alle, die vor lauter Tatsachenmaterial der sogenannten exakten Naturforschung das Wehen des Geistes nicht mehr fühlen, der, kosmischer Weisheit voll, aus dem Material eben die Tatsachen schuf? Sogar dies Wort: «kosmische Weisheit» ist der modernen Gelehrtenseele etwas, das sie, infolge der Gedankenrichtung, in die hinein sie dressiert worden ist von Jugend an, begrifflich nicht mehr erfassen kann.

«Kosmische Weisheit», was ist denn das? Das ist das, was der Gelehrtenseele den Leib, den sie beseelt, im Leibe seiner Mutter erbaute, das ihm die Funktionen der Leibesorgane regelt und erhält. Und der Geist des Menschen, bevor er mit einem Schrei die Erdensonne begrüßt, baute als «Zimmermann» im Lichte der Natur am Haus des eigenen Leibes vor der Geburt. Und dieser Geist, als Seele lernte er sich erst erleben im Gehäuse des Leibes, langsam lernte das Kind vom Schlafzustande zum Wachbewußtsein sich gewöhnen, und über diesem Lernen versank die Erinnerung an früheres kosmisches Sein ins Unterbewußte. Erst nach dem Tod findet sich der Menschengeist im Licht der Welt wieder. Es ist bedeutsam, daß Paracelsus hinweist, daß jeglich Ding *sein* Licht habe und Christus das Hauptlicht sei; bedeutsam, daß «jedes Licht macht sichtbar das seinige». Das heißt, «Licht» wird hier gebraucht im Sinne einer Schöpferkraft, die, je nach ihrem Entwicklungsgrad, ihr Wesen in Formen darzustellen vermag; hier in der Pflanze, dort im Tier, da im Stein. Und wie der Bauer verständnislos und geistig taub steht vor der Beweisführung eines Philosophen, so sieht oder, besser, nimmt im Lichte der Gottheit nur Gleiches das Gleiche wahr. So viel Fähigkeit, so viel Wahrnehmung. Je reicher des Menschen Ich an okkulter Erfahrung, um so weiter erstreckt sich der Kreis seiner Wahrnehmungen. Und wer «bei dem Hauptlicht», durch die Kraft Christi, sieht, der sieht verstehend das ganze Wesen der Welt. Der findet sein Spiegelbild im Mikrokosmos, im Menschen, in dem alle Geister des Kosmos sich erleben.

«*Paramirum,* Das Wesen der Natur» erklärt des Menschen Wesen. Absichtsvoll weist Hohenheim hin auf den Schüler des Paulus, den Lehrer christlicher Esoterik, den *Dionysius Areopagita,* als auf den, der den beschwerlichen Weg zum Meister aller Werke gegangen ist. Nur wer jenen selben Weg ging, dem beleuchtet im Vollbesitz des Wachbewußtseins das Licht Christi die unsichtbare Welt und macht sie wahrnehmbar. Und Hohenheim mahnt «*nit* zu sagen: es ist über meinen Verstand, sondern das Licht anzünden, dadurch wir sprechen mögen: es sey *unter* unserem Verstand».

Ein jeglich Ding hat sein Licht, und auch der Mensch hat sein Licht; «es scheint in die Finsternis, und er hat es nicht begriffen». Was er davon begreift, was er als sein Ureigenstes fühlt, das nennt er sein «Ich». Und auch im *Menschen* ist das Ich, das «Ich bin, der Ich bin», der Name des verhüllten Gottes und ein Funke vom Licht des Vaters, vom großen Licht der Welt, vom Christus. Dies ist das erste, das Paracelsus sich bestrebt, tief in die Seelen seiner Schüler zu graben: Dadurch, daß du ein «Ich» dich nennen kannst, bist du ein Kind des großen Ich, des Logos der Welt. Denn das «Ich», das der Geist der deutschen Sprache so wundersam formte als Ausdruck eines Freien, Unversiegbaren, Kraftvollen in uns, des Trägers des Christus-Prinzips, ist ja nichts anders als das Monogramm des Vaters, als er auf Erden wandelte im Sohn: J-Ch: Jesus Christus. Dem sollen sie nachfolgen, nacherleben, was er vorerlebte, wie die Mysterienschrift des Evangeliums in Form okkulter Bildersprache es schildert; suchen wie *Dionysius* sollen sie die Initiation durch die Kraft des entwickelten, starken Ich, das sich hingibt – hingibt wem? Der Arbeit der okkulten Entwicklung und dem Dienst der Menschheit. Und wohin führt diese Arbeit? Zur Freiheit, zur Freiheit der Selbsterkenntnis und Selbstbestimmung. Und zum Bündnis der Freien, der Brüder Christi; zum freiwilligen Schaffen für alles, was lebt. *«Alterius non sit, qui suus esse potest.»*[15]

Weil Paracelsus einer der Seltenen war, die «sich selbst gehörten», der wie Dionysius die Mysterien der Evangelien verstand, deshalb wollte er der Menschheit wiedergeben, was ihr entschwunden war, nämlich das Verständnis dessen, was der Mensch ist und was die Natur ist und wie Mensch und Natur zusammenhängen. Kraft seiner Initiation, kraft seines geöffneten Geistesauges konnte er reden von Mensch und Natur als von ihm Erforschtem, als Empiriker des Geistes. Was die Evangelien bergen, verbergen in den Gleichnissen von den Wundern Christi, das wagt Paracelsus hinauszutragen, als strenge Wissenschaft preiszugeben dem Menschenverstand – doch nur in okkult-technischen Ausdrücken, in jenen Ausdrükken der Alchemie, die von den esoterischen Schülern, die er sich heranzog, verstanden wurden je nach dem Grad ihrer Entwicklung. Geheimnisse Christi sind es, die Christus als den Arzt der Ärzte, den Heiler und Erlöser darstellen, aber auch als den *Herrn* der Natur, der die Krankheiten als Flagellen, als Erziehungsmittel, als bittere Medizin verordnet.

Christus, als Herr des Karma im Weltall, sein Abglanz im Menschen, im Ich, der Quelle des Gespinstes von Ursache und Rückwirkung. In seinem *«Volumen Paramirum, de quinque entibus»,* zeigt er, zusammengedrängt in knappste, prägnanteste Fassung, wie alle Krankheit unmittelbar und mittelbar ihre Ursache in Schwächen und Sünden des Ich hat und wie diese Schwächen und Sünden von Inkarnation zu Inkarnation ihre Wirkung haben und ihr Wesen in Mensch und Natur. (Eine Darstellung dessen, was die okkulten Ausdrücke des *«Volumen Paramirum»* meinen, wird demnächst in einer umfangreicheren Schrift als die vorliegende versucht werden.[16])

In alten Zeiten suchte der Mensch Heilung von Seelen- und Körperleiden bei der Weisheit des Priesters, der zugleich Arzt war, weil seinem hellsehenden Blicke das geheimnisvolle Gefüge des Menschenleibes offenbar war und er die Organe aufbauenden kosmischen Kräfte verstand. Heilung suchte und fand der Kranke im Sanktuarium.

Eine Wesenheit, die Geistesschätze der Vergangenheit hinüberträgt ins 16. Jahrhundert durch die Kraft der entwickelten Individualität, eine Wesenheit, die mit Recht sich als Priester und Arzt fühlen durfte, wandelt in Paracelsus, ahnend verstanden von wenigen, durch die Völker Europas, überall mit geöffnetem Auge des Geistes schauend und lernend, überall helfend und gebend, überall versuchend, die Schätze seines okkulten Wissens in einer dem Denken des 16. Jahrhunderts angemessenen Form in empfangbereite Seelen weiterzugeben. Der Arzt und Priester Paracelsus lehrt seine Schüler, Himmel und Erde zu verbinden, das heißt die irdischen Veränderungen aus dem dahinter stehenden Geistigen zu verstehen. Das Sichtbare ist nur die Offenbarung dessen, was im Reich des Geistes vorgeht: die *bella intestina* der Geister des Leibes drücken sich aus in Funktionsstörungen, Erkrankungen und im Zerfall der Organe, so daß Hohenheim zwiefach dasteht als Empiriker. Mit klarem Wort zeichnet er Entstehung und Verlauf der krankhaften Zustände des sichtbaren Leibes und ebenso klar die geistigen, unsichtbaren Vorgänge, welche die Krankheit verursachen. Die Krankheit ist nur Folgeerscheinung geistiger Ursachen; die Ursachen muß man kennen, und *heilen* heißt: die Ursachen beseitigen. Dies ist das Thema, das in *«Volumen»* und *«Opus Paramirum»* abgehandelt wird. Im *«Volumen»* als gewaltiges Panorama der Karmawirkung im Mikrokosmos, dem Menschenleib; im *«Opus»* als Dreiprinzipienlehre, Tartarustheorie, Frauenkrankheiten und unsichtbare Krankheiten.[17] Doch in Ausdrücken okkulter Alchemie, die erst der Übersetzung in Begriffe des 20. Jahrhunderts bedürfen, um auf diese Weise überhaupt erst in den Bereich der *Verständnismöglichkeit* gebracht zu werden.

Und so wandelte Hohenheim zwiefach wirksam unter den Menschen: als Arzt auf das Wirken einer göttlichen Gerechtigkeit, die sich im Erziehungsmittel der Krankheit offenbart, hinweisend und die Richtigkeit seiner Theorie durch die Erfolge seiner Heilkunst dartuend, und als Priester sich eine kleine Schar von Esoterikern heranbildend, die den Weg, der zum Geistesschauen führt, zur wahren Empirie, bereit waren zu gehen. Sie sind es, denen die Widmung der Görlitzer Handschrift: *«ad amicos et sodales»* gegolten hat. Diese Freunde und Genossen lehrt der Priester Paracelsus den Weg antreten, indem er das Objekt der Religionskämpfe seiner Zeit, das Mysterium des Abendmahls, die Grundlage alles esoterischen Verständnisses, der Intuition ihrer Seelen greifbar nahebringt. Denn solches Mysterium kann dem Verstand nicht gegeben werden, wie man ein Almosen schenkt: sondern durch Heraufbildung des

Denkens und Fühlens der Schüler werden sie in den Stand gesetzt, durch eigene Anstrengung zu erfassen, was dem Kalten und Trägen dicht verhüllt bleiben wird.

Im Sinne des 8. Kapitels des Johannes-Evangeliums, das die Menschen lehrt, ihren wahren Vater zu finden, spricht der Arzt-Priester seinen Schülern von jenem Vater, der ihnen das tägliche Brot gibt. Der Mensch hat gleichsam einen zwiefachen Leib: den Leib der Gerechtigkeit und den Leib der Barmherzigkeit. Den Leib der Gerechtigkeit hat er aus dem Samen, von Vater und Mutter. Weshalb «Gerechtigkeit»? Weil Gerechtigkeit der Ausdruck des Karma ist. Im Leibe, so wie er geboren wird von der Mutter, stellt sich alles dar in der körperlichen Formation und Konstellation, was als Haus der Seele das reinkarnierende Ich sich hat aus dem, was mütterlicher und väterlicher Same boten, kraft seiner Eigenart bauen können.

Wie diese Dinge zusammenhängen, birgt das *«Volumen Paramirum»*. Der Mensch hat also diesen Leib einmal empfangen durch die Geburt. Im *«Opus Paramirum»* lehrt Hohenheim: «Denn ein Leib haben wir nach der Gerechtigkeit, aus Vatter und Mutter: *daß* aber derselbige nit sterb' und abgang, so endtpfahen wir ihn aus Gnaden, durch Bitt' gegen Gott, in dem, so wir bitten: ‹das täglich Brot gieb uns heut›, das als viel ist: ‹gieb uns heut unseren täglichen Leib: denn der Leib aus der Mutter nähert sich in die Stunde des Todes›. . . . Drauff so werden wir von

Christo gelehrt zu bitten um das täglich Brot, als spräche er: Euer Leib ist nichts, den ihr von der Mutter habt, er wäre heut', gestern, ferniger Zeit todt gewesen: das *Brot* ist Euer Leib nun fürhin: darumb so betracht, daß ihr nimmer aus der Gerechtigkeit lebet, von Vatter und Mutter, sondern aus dem Leib der Barmherzigkeit: Auf das, so bittet Euren himmlischen Vatter umb das tägliche Brot, das ist, um Euren Leib, so giebt er Euch den Leib, das ist, den Leib der Barmherzigkeit ...» Denn das soll der Mensch in sich erkennen: «wiewohl er auß Mutterleib kommen ist, er ist darumb nimmer der Mutter Sohn, noch seines Vaters, *sondern dessen Sohn, der ihm die Nahrung gibt»*. Der wahre Vater des Menschen, der ihn ernährt, ist derselbe, der zu ihm durch den Mund des Christus spricht: «Wer nicht verläßt Vater und Mutter, der kann nicht mein Jünger sein.» In scharfen Gegensatz wird gestellt irdisches Menschentum, ganz in Familien- und Volksleben versponnen, wo der Wert des Einzelnen abgeschätzt wird nach dem Nutzen, den von ihm Familie und Volk haben, und geistiges Menschentum, das, nach Welterkenntnis trachtend, sein Unsterbliches entwickeln will, um dereinst mit seinen andern Brüdern in Christo der ganzen Menschheit den Weg zum Geist zu weisen. Das irdische Menschentum müht sich im Interesse des Leibes, das geistige Menschentum um die unsterbliche Seele. Und diese unsterbliche Seele lebte schon, ehe denn die Familie da war, ehe das Volk, ehe die Rassen waren; da war sie in «Gott», lebte kosmisches

Sein, war ein Strahl des Logos, ihres Vaters, zu dem sie heimkehrt zwischen Tod und neuer Geburt.

Der Vater ist auch heute noch der Erhalter der Welt, und vom pulsierenden Sonnenherzen strömt sein Leben über seine Planeten. Und alle kosmischen Kräfte und Wesen sind Teile seiner Kraft, und was schöpferisch aufbauend webt in Stein und Pflanze und Tier und alle Elemente belebt, ist Licht von seinem Licht. Deshalb sagt Paracelsus: «Jeglich Ding hat *sein* Licht.» So ist der Mensch ein Kind des Geistes der Welt, eingebettet inmitten seiner Brüder, der Lichter, die kleiner sind als er, kleiner und in anderen Formen sich objektivierend. Sie bieten ihm als Erde und Gestein ihr Körperliches, daß es ihn trage, ihre Leiber als Pflanzen, daß er sich ernähre, ihre Leiber als Tiere, daß er sich ihrer Kraft bediene. Die Luft, das Wasser, die Sonnenwärme, alles Hüllen, Maja des Geistes. Der Mensch atmet, er trinkt – und atmend, essend, trinkend lebt er von seinen Brüdern, von den kleinen Lichtern, Kindern des großen Lichts der Welt. Ohne sie müßte er sterben. Sie ersetzen ihm täglich, was er abnützt am Hause des Leibes. Aus ihnen ist ja das ganze Haus zusammengesetzt. Tiere, Pflanzen und Mineralien sind zurückgebliebene Glieder und ehemalige Brüder des Menschengeistes, Erinnerungen (wenn auch verzerrte) seiner Entwicklungsphasen. An vielen ging er vorüber, vielen blieb er verbunden.

Der Menschenleib ist nicht ein Einfaches, sondern ein buntes Gewebe, an dem die verschiedensten

Naturgeister beständig weben; wir sehen das Gesamtbild, und es verhüllt uns die Einzelheiten, die es zusammensetzen. Weshalb kann denn der Alchemist des Leibes, wie es eingehend im *«Ens Veneni»*[18] erklärt wird, aus Salz, Pflanzen und Tieren Menschenfleisch herstellen? Weshalb können krankhafte Zustände durch den Genuß mineralischer, pflanzlicher, tierischer Stoffe beseitigt werden? Sie heilen. Nun ja: sie heilen! Aber wie geht das zu? Welche Kraft wirkt da? Mit dem einfachen Konstatieren der Tatsachen ist nichts expliziert. Sie heilen, weil sie (*dies* von *einem* der fünf möglichen Heilprozesse betrachtet, wie sie in *«De quinque entibus»* dargestellt werden) die schadhaften Fäden im Gewebe ergänzen. In Blut, Lymphe, Chylus, in jedem Organ und Bestandteil des Leibes wirkt Geistiges. *Dies selbe* Geistige objektiviert sich als Stein-, Pflanzen-, Tierleben, sobald es außerhalb des Menschenleibes wirkt. Das Licht der Welt leuchtet im ganzen kosmischen Menschen: vom kosmischen Menschen lebt der irdische Mensch. Er lebt vom Leibe Christi. Daraus wird ihm der Leib der Barmherzigkeit, der Leib der Gnade. Der Vater erhält sein Kind.

«Darumb sehet, was der Leib sei: Wir essen uns selbst, aber nicht aus der Gerechtigkeit, sondern aus Gnaden und Bitt.» Das individuelle Leben, ermöglicht durch den Bau des Menschenleibs, des Tempels des Geistes, verdankt der Mensch den kosmischen Brüdern, die seinetwillen zurückbleiben, um seiner Füße Schemel und seines Leibes Nahrung zu sein.

«Ein jeglich Ding wird in *seinem* Licht erkannt!» Nun aber haben alle «Lichter» mitgewirkt am Wunderbau des Leibes. Mithin kann dieser Leib, kraft seiner Organisierung, zum Instrument der Erkenntnis *aller* Dinge durch okkulte Schulung gemacht werden. Nur im vollkommenen Menschenleib auf Erden kann *bewußte,* höchste Erkenntnis erobert werden. Weshalb der Vater herunterstieg im Sohn und im Menschenleib seinen Kindern den schmalen Weg vorwandelte, darauf man das Kreuz den Berg emporträgt, um Auferstehung und Verklärung zu gewinnen.

«Im Lichte der Natur befindet sich's, daß alle Dinge nichts sind, dafür wir's ansehen, sondern unsern Augen die Weise der *corpora* alle verborgen sind. Alle *unsere* Nahrung ist *Menschenfleisch in mysterio,* drum nicht zu verwundern, wie Brot und Wein sein Fleisch und Blut Christi.» Der Christus, der Logos der Welt, ist unser geistiger Vater, dessen Kräfte den Stoff zu organischem Leben aufrufen. Der Logos, der im Weltall webt, erhält und ernährt den Menschenleib. Doch als sich der Logos zur Erde neigte, um im Leibe des Jesus zu wirken, in ihm zum Dasein aufzurufen, was vordem niemals war: den Gott, der Fleisch ward, um als Vorbild den Weg zu bahnen, den kein Wesen noch gegangen war, da ist es noch ein Höheres, was der Mensch gewordene Logos nun geben kann aus der Fülle seines Wesens: «... er giebt uns nicht den *‹universalis corpus›,* sondern *particularis corpus Christi.»*

Das Wort «das ist mein Leib» muß in uns durch

den Heiligen Geist angezündet werden, daß uns der Geist lebendig mache ...» (Görlitzer Handschriften).

Was meint nun Paracelsus mit *«particularis corpus Christi»*? Er erklärt es deutlich im *«Liber de limbo aeterno»*. «Zwei Kreaturen sind im Menschen, die *Tödtliche* aus Adam, durch Gott den Vater, die *Ewige* durch Gott den Sohn. Jede hat ihren Leib, denn ohne materialisch ist nichts. Der Grund der Erkenntnis *coenae domini* liegt in der Unterscheidung der beiden Leiber, die in ihrem Wesen verschieden sind, nicht in der Form.»

«Im alten Leib aus Adam können wir nicht wandeln zu guten Werken; der neue Leib muß den alten regieren, dann sind wir eigne Hausleute bei Gott, dann wächst aus dem alten Leib die *edle Blume* ... In der neuen Kreatur haben Planeten und Aszendenten keine Kraft, sondern nur Wille und Gaben Gottes. Da ist eine neue Rhetorik, eine neue Medizin, eine neue Influenz aus *spiritu sancto*. Das ist unsere Ritterschaft auf Erden: Kämpfen mit der alten Kreatur ...

Paulus traktiert den himmlischen Leib Christi und zeigt an *den* in der Auferstehung, durch die er beweist, daß ein *verborgener* Leib liegt im sichtbaren und offenbaren; sagt also, daß Christus sei erstanden von den Toten, so sei *da* offenbar geworden das Unsichtbare, das im Sichtbaren gewesen ist ... Ohne Auferstehung ist der ganze Glaube nichts, dann wäre Christus auch nicht vom Himmel; ohne den untödtlichen, den Leib der Belohnung könnten wir nicht seelig werden.»

Der Leib, den sich der esoterisch-christliche Schüler durch okkulte Arbeit mit vollem Wachbewußtsein heranbildet, der astralische Leib, dessen Organe entwickelt werden während des Erdenlebens und der also zu einem Instrument der Wahrnehmung geistiger Welten für das Ich wird, das ist die neue Kreatur, die daß Ich sich baut, das ist «der untötliche Leib». In diesem *«particularis corpus»,* der sich innerhalb des sichtbaren Leibes entwickelt, öffnet sich dem Initiierten die geistige Welt: Er sieht die Welt der Toten und der Lebendigen, diesseits und jenseits, wie sie ineinander wirken. Und wenn ein solcher stirbt, so vollzieht sich in seinem Bewußtsein keine Veränderung. Er hat sich ja den unsichtbaren Leib geschaffen, in dem er individuell und selbstbewußt weiter lebt. *Der* Leib löst sich nicht auf nach dem Tode, er ist geformt aus dem, was das Ich dem Kosmos abgerungen hat. Auch der Nichtinitiierte lebt weiter nach dem Tode; aber alles, was er nicht besiegte an Kräften seiner irdischen Konfiguration, muß er im *Kamaloka* auflösen und der Natur wiedergeben; er lebt dann ein kosmisches Sein im Geist der Erde, er hat noch keinen eigenen geistigen, unzerstörbaren Leib. Er ist zwar als Wesen, aber nicht individuell unsterblich; er kann sein Ich-Bewußtsein nicht ins Jenseits mitnehmen.

Die Möglichkeit dazu ward erst geschaffen durch die Tat des Christus in Palästina, die neue Initiation, deren Grundlage ist die Entwicklung des Ich zum Träger des Logos. Das Ich ist der Leib Christi:

«Ich bin das Brot des Lebens.» «Eure Väter haben Manna gegessen und sind gestorben. Wer dies Brot isset, der wird leben in Ewigkeit» (Joh. 6,58). Durch die Initiation auf der Grundlage der Ich-Entwicklung eröffnet sich, je nach dem Grade, der erreicht ward, ein immer umfassenderes Verständnis des Wesens der Trinität, des Heiligen Geistes, des Sohnes, der der Weg zum Vater ist, und des Vaters selbst. Ohne das okkulte Erlebnis der übersinnlichen Wirklichkeiten bleiben die Namen der drei Personen der Trinität nichts als Namen, als festverschlossene Formen. Erst durch die esoterische Entwicklung wird die Hülle durchsichtig und gibt hin das Geheimnis, das sie verbarg. Dann ist die Trinität kein leeres Wort mehr, sondern so lebensvoll, so erfaßbar, wie das Wesen des eigenen Ich – dem, der sich selbst erkannte.

Und zu gleicher Zeit erblüht ein Verstehen dessen, wie die Gottheit im Menschen vor dem Ereignis von Golgotha wirkte, und dessen, was die Zukunft realisieren kann und wird.

Und Paracelsus, der seinen Schülern die Mittel gab, dem Wesen der Maria, dem Wesen der Trinität näherzukommen, sagt ihnen auch, was sie von der Verschiedenheit der vier evangelischen Berichte über das Leben Christi zu halten haben und was die Magie der Vorzeit, die Kunst der Ägypter bedeute. Er erklärt ihnen, daß erst die vier Evangelien das ganze Mysterium beschreiben und einander ergänzen: «Es ist *ein* Evangelion, ein text, ein mundt, ein redt, ein person, ein Gott, aus dem es alles gangen ist, das ist Christus, der Sohn Gottes. Und wiewohl vier geschrieben haben, so ist es doch nit aus den vieren, das ist, es sindt nit vier Köpf, sondern einer, *aber durch vier beschrieben* ... Mathäus, Marcus und Lucas beschrieben den Anfang des Sakramentes hier auf Erden, Johannes die ewige Speise im Himmel, so sind die vier einhellig.» Sie ergänzen einander als Biographen Christi. Und darunter sei nicht verstanden, daß sie *nur* erzählen, was in Palästina sich begab, als der Logos Fleisch ward. Sondern in die Bilder der okkulten Evangeliensprache kleiden sie all ihr Wissen vom Wesen und Wirken des Logos, der das Leben und das Licht der Welt ist, all ihr Wissen von dem, was er der Vorzeit war und was er nach dem Ereignis von Golgatha der Zukunft zu sein verspricht.

Daraus ergibt sich, daß ein Eingeweihter in Christo, wie Paracelsus, ein gründliches Verständnis auch haben muß von der okkulten Weisheit des Heidentums, daß ihm das Verhältnis der alten Weisheit zur neuen klar sein muß. Und weil ihm dies klar ist, läßt er in wundervoller Objektivität Gerechtigkeit widerfahren auch dem, was *nicht* Christentum ist. Es kommt ihm vor allem darauf an, seinen Schülern begrifflich nahezubringen, *nicht* die Namen und symbolischen Gestalten, in die Übersinnliches durch die Religionen gekleidet ward, sondern das Wesen, das hinter Name und Gestalt deren Leben ist. Deshalb sagt er in der Abhandlung des *«Paramirum»* («Von den Dingen, so dem Menschen aus dem Glauben zufallen»), daß der Heiligendienst der Katholiken in eine Reihe zu stellen sei mit dem Götterglauben der Heiden. Hier wie dort Namen und Bilder für Kräfte, die ihrem Wesen nach vom Gläubigen gar nicht erfaßt werden. Aber die Inbrunst des Glaubens, die Stärke der Einbildungskraft des anbetend sich Hingebenden, *das* ist die bewirkende Kraft, die Wunder wirkt.

«Ihr wisset, wie das Evangelium einen kurzen Begriff gibet von der Krafft und Macht des Glaubens, da es sagt ein solche Sentenz: ‹Ist es Sach, daß ihr werdet einen Glauben haben als nur ein Senfkorn, und auf denselbigen Glauben und in Kraft desselbigen, saget zu den Bergen: du Berg, send' dich hinab ins Meer: so geschieht es.› Und ob aber der Glaub würde Zeichen und Werke tun, so gedenket an das Evangelium, daß Christus gesagt hat: ‹sie werden Zeichen tun›, das verstanden, als ob Christus sprech: nicht aus *meiner* Barmherzigkeit, sondern des Glaubens Kräften ein Apollinem und Jacobum aufwerfen, nach Inhalt *ihres* Glaubens Kräften.» Denn «ist nach dem ägyptischen Brauch und heidischen Sitten aus dem Apollo Sanct Jacob geworden und einer ist's eben gleich wie der andere. Denn Apollo und seinesgleichen sind durch Glaubens Kraft dahergebracht worden: Nit aber, daß derselbig Geist Apollo geheißen hab, noch der Geist zu Sanct Jacob Jacob heiße.»

Er sagt also nicht, daß das Wesenhafte, das hinter Apollo oder St. Jacob steht, etwa nicht vorhanden wäre, sondern betont, daß die Zeichen tuende Kraft in der Imagination des Betenden selbst gelegen habe;

daß also ein Abglanz der Christus-Kraft im Ich des Menschen gewirkt habe und das Bild nur das Mittel zur Aufrufung der Einbildungskraft gewesen sei. Daß somit im letzten Grunde der Logos gewirkt habe, nicht aus eigener Kraft weder Heilige noch Götter, die selbst nur Schattenbilder des Logos sind. Dahin, zum Zentrum des Seins, lenkt immer und immer wieder Hohenheim den Seelenblick seiner Schüler.

«Es ist uns auch trefflich zu merken, wie die Geschrift von Mose sagt, wie daß er aus dem Geheiß Gottes bei König Pharao und allem seinem Land groß Wunderwerk gethan hat: aus einer Gerten ward ein Schlang. Und aber die Künstler kamen und machten's eben so wohl als er ...

Nun, wie ging's? Da die Künstler der Schlangen viel gemacht hatten, da verschluckt Aarons Schlang die andern all ... Also warend noch mehr Zeichen vor dem Pharaone eröffnet, welche allemal von den Künstlern hernach auch gethan wurden; *sie* täthen's *mit* Künsten, Moses und Aaron *ohne* Kunst ... Das aber der Name Zauberer da soll stehn, das mag nicht sein: es ist eine Kunst aus dem Licht der Natur. Also ist es auch eine Kunft mit denen in Ägypten gesein, welche noch im Licht der Natur nicht erloschen ist. Darumb haben selbige Künstler der Kunst halben Gott nicht erzürnet, sondern allein des freventlichen Zufallens, zu verachten Mosen und Aaron, als wollten sie sprechen: was sagen die zween Männer, das sie's Gott geheißen hab, sie tun's mit den Künsten wie wir, da seht die Wahrzeichen! *Darum* ward ihr Kunst zunicht, auf das damit Moses und Aaron erkannt würden.»

Damit betont Paracelsus den immensen Fortschritt vom Gottesdienst der altägyptischen Kultur zum durch Moses als Volksreligion begründeten Dienst der höchsten Kraft: Durch Hingebung an die Naturkräfte wirken die ägyptischen Künstler, durch das vom Logos durchglühte Ich wirkt Moses, denn Jahwe ist nichts anderes als jene Form, darin dem Moses das «Ich bin», der Logos, erscheint.

Was ist es denn nun eigentlich, das der Arzt der Seele und des Leibes, der esoterische Christ Paracelsus, seinen Schülern gegeben hat? Was ist es, wofür er ein Verständnis in ihnen zu erwecken suchte? Der Erkenntnis der Entsprechungen zwischen Makrokosmos und Mikrokosmos, die Erkenntnis des Verhältnisses zwischen dem Logos und dem Ich des Menschen. Auf der Grundlage dieser Erkenntnis baut sich auf ein Verstehen der Entwicklung von Welt und Mensch, von Geist und Körper, ein Verstehen vom Wert des irdischen Lebens und vom Entwicklungsziel des Christen. Das Ziel ist die Bildung dessen, was Paracelsus *«particularis corpus Christi»* nennt und was Paulus den «geistigen Leib», den unverweslichen, nennt. Bildner dieses unsterblichen Leibes kann nur der Abglanz des Logos im Menschen sein. Der irdische Leib ist nur das Mittel zum Zweck; in ihm lebend entwickelt sich das Ich zum Kämpfer des Logos und zum Sieger über die Natur. Seinem Körper, dem Mikrokosmos, entnimmt er, indem er sie umwandelt, die Kräfte, die ihm den Leib der Unsterblichkeit formen sollen, darin er den Tod besiegt.

Somit lehrt Paracelsus nicht Verachtung des Leibes, sondern stellt ihn dar als ein in Ehren zu Haltendes und Wertvolles. Dieser Leib aus dem Limbus, aus den Naturkräften, steht zur Seele in einem gar heiligen Verhältnis: «Denn da ist ein Vermählung dieser zweien Leib, des Atems und des Limbi, wie *eine* Ehe, und darauf zu fallen ist, daß dies brechen sei: *‹Natio prava et adultera›* (die arge und ehebrecherische Art, Matth. 12,39), die da gar nichts hält, denn der ungreiflich Leib [die Seele] hat versprochen, den natürlichen Leib nit zu überladen, über sein Maß nit zu treiben: so das nun nit beschicht, was ist es anders als ein Ehebruch dessen, das vor Gott der höchst Eid und Pflicht ist.»

Mit den Worten «natio prava et adultera» spielt Hohenheim an auf jene Stelle im Evangelium, da die Pharisäer ein Zeichen vom Herrn verlangen. Er nennt sie «ehebrecherische Art», denn sie verstehen nichts mehr vom okkulten Verhältnis zwischen Seele und Leib und haben längst «den Leib aus dem Limbus über sein Maß» getrieben. Hätten sie noch das Bewußtsein der frommen Vorväter, so bedürften sie keines Zeichens. Und wird ihnen kein anderes gegeben werden als das der Initiation des Jonas; und was Jonas «im Fisch» erlebte, wird das Menschen-Ich auf der Erde zu erleben haben.

Der Arzt und Heiler ist das Instrument des Karma; durch ihn wird der Kranke geheilt, der Heilung verdiente. Unsäglich wertvoll als Instrument des Lernens ist der Leib, und im Schauder, den der natürliche Mensch vor dem Tode empfindet, als vor einer Zerreißung und Vernichtung, spiegelt sich eine okkulte Wahrheit:

«Darumb so bedenket, mit was Gewalt die Natur sich wider den Tod streubt, daß sie zu Hilf nimmt Himmel und Erden und all ihr Kräfft und Tugendt. Zu gleicher Weis', wie ihr sehend, daß die Seel wider den Teufel fechten muß, mit all ihren Kräften und in diesen dem Teufel widerstehen. Also ist auch die Natur mit solchen Sorgen beladen, daß sie alles das nimmt, das Gott ihr geben hat, den Todt zu vertreiben, also größlich scheucht sie ab dem grausamen Todt, und ab dem bittern Todt, der ihr erschrecklich vor Augen steht, den *unsere* Augen nicht sehen, noch unsere Hände greifen: Aber *sie* sieht ihn und greift ihn und kennt ihn: darumb so nimmt sie all himmlische Kräfft und irdische an sich, dem Erschrecklichen zu widerstehen, denn erschrecklich ist er, greulich und streng. So ihn der entsessen hat, der ihn gemacht hat, Christus am Ölberg, das ihm blutigen Schweiß austrieben hat, der seinen Vater bat, ihm *den* hinweg zu nehmen: Billig ist es, daß die Natur darin ein Entsetzen hat. Denn je größer die Erkanndtnuß des Todes, je größer die Warnung, Behuettung und Zuflucht der Arznei, die dann der weise Mann sucht.»

Hier möge sich der Leser erinnern an jenes okkulte Wort, das dem *Hermes trismegistos*[19] zugeschrieben wird: «Es ist alles oben so wie unten und unten so wie oben.» «Unten», das heißt in der irdischen Menschennatur, die im Sinne des *Paracelsischen Ens naturale* ein Mikrokosmos ist, eine Welt, aus denselben Kräften gewoben wie das Sonnensystem; da spielt sich im Akt des Sterbens etwas ab, das im entsprechenden Akt der *vor*christlichen Initiation sein geistiges Gegenbild findet.

Was spielt sich ab? Warum entsetzt sich die Persönlichkeit des natürlichen Menschen vor dem Tode? Weil dasjenige, was sich im wachen Menschen im Gefühl des persönlichen Ich ausdrückt, weil das wirklich sterben muß. Die Persönlichkeit kommt ja eben gerade dadurch zustande, daß der astralische Mensch sich durch das Hineinversponnensein in den irdischen Leib, durch das Abgetrenntsein vom Wahrnehmen der übersinnlichen Welt, durch das Abhängigsein von der Erfahrung durch die Sinne als Einzelwesen empfindet, dem die Freiheit willkürlichen Handelns gegeben ist. Nicht nach kosmischen Rythmen und Gesetzen lebt er mehr, er ist ihnen entfremdet, die Hülle der Natur verdeckt ihm ihr Wesen. Er ist allein auf sich selbst gestellt, er kann wählen, er kann entscheiden. Dadurch fühlt er sich als Ich, als ein Wesen mit eigener Gerechtsame. Das alles zerbricht der Tod! Er zerstört das Reich, den Leib, der allein dies Ichgefühl, diese Absonderung, diese eigene Gerechtsame ermöglicht. Der astralische Mensch überlebt den Tod, aber der Tod beraubt ihn seines persönlichen Ichgefühls. Nur mit den Fähigkeiten, die er dem

Erdenleben abrang, bleibt der astralische Mensch bereichert; und innerhalb der kosmischen Tätigkeit, die er im Geistesland entfalten kann, zeigt er sich reicher oder ärmer, dem entsprechend, was er im Leben eroberte, und mehr oder weniger individuell gefärbt erscheint sein Wesen. Aber individuelle Nuancierung bedeutet nicht Individualität. Die Willkür des Ich ist mit dem Erdenleib dahin; Kronos verschlang sein Kind.

Und ebenso beruhte jede vorchristliche Initiation darauf, daß der Einzuweihende sein Ichbewußtsein mit seiner Willkür und Freiheit hinopferte im Einweihungsakt. Bewußt, aber nicht selbstbewußt betrat er die übersinnlichen Welten und durfte die Erinnerung an das Geschaute hinübernehmen in das nach der Initiation wieder aufdämmernde Ichbewußtsein, wenn die Seele dem Körper zurückgegeben ward. Dann konnte sie zeugen vom Geist. *Nur* im irdischen Leib war die Krone der Erdenentwicklung, das Ichgefühl, möglich; jenseits des Leibes Seelenwesenheit, und kein Mittel, dies Ich ungebrochen hinüberzuleiten in jene Welt.

Dies Mittel ward erst gegeben durch den Opfertod des Christus Jesus, durch die neue Initiation, die er anbahnte. Da ward der «Tod» besiegt. Und was die Szene auf dem Ölberg im Evangelium malt, ist der Kampf, der dem Entschluß zum Tod am Kreuz vorangeht, dem Tod, der die Bedingung zur Verklärung und Auferstehung ist. Die geheimnisvolle Rede des Christus zum Vater auf dem Ölberg, während die Jünger schlafen, ist der Ausdruck der Einsicht des Welterlösers in das Notwendige, das inauguriert werden muß zum Zweck der Höherentwicklung der Menschheit. Ohne diese Einsicht und ohne diese Tat wäre immerdar das Ich dem Tod verfallen gewesen. Durch diese Einsicht und diese Tat ward dem opferfrohen Ich die Brücke zu jener Welt gebaut und Willkür und Freiheit nicht auf das Erdenbewußtsein beschränkt.

Das alles meint der Christ Paracelsus, wenn er vom Standpunkt des Physiologen darstellt, wie tief der unterbewußte Mensch fühlt im Schauder vor dem Tode, daß dieser Tod ihm das persönliche Sein zerstört, dies Sein, in dem allein er lernen, sich aufwärts entwickeln, Fähigkeiten erwerben, zum «Gott», zur geistigen Individualität sich heranbilden kann. Darum hat der Arzt die heilige Pflicht, dies Instrument der Entwicklung, den irdischen Leib, dem Kranken so lang als möglich zu erhalten, denn Leben heißt Lernendürfen. Alles Lernen durch die Erfahrungen des Lebens, alle Entwicklung von Verstand und Gefühl, sie sind die notwendigen Vorstufen zur Schule aller Schulen, die der Mensch anstrebt, nachdem seine Seele die Kindheit und Jugendstürme im Lauf der Inkarnationen hinter sich gelassen hat. Das ist die Schule des Lichtes der Natur. Das ist die Schule der Initiation in Christo. Er kennt sie gar wohl, die Schule des Lichtes der Welt, der Arzt und Rosenkreuzer Paracelsus.

Und weil er sie kennt, weil er sie erlebte und durch sie erhoben ward, deshalb ist seine Seele übervoll der Dankes- und Liebesempfindung, und seine Seele strömt über, schildernd also das unvergängliche Gut, das errungen werden kann: «Welcher aber ist der, der solche große Wohltaten Gottes kann genugsam erzählen? ... Der also ein Arzt ist, welcher ist seinesgleichen, der also ein Prophet ist, was ist ihm unwissent oder verborgen, der also ein Doktor ist, wer ist über ihn? Denn aus solchen gehen Feuerströme, das ist, wie ein Feuer sind sie mit ihrem Werk, denn dem Feuer widersteht nichts, es verzehret alle Ding. Also widersteht auch nichts solchen Männern, das sie nicht hindurch verzehren und überwinden, in der Erden und in der Höllen. In denen sind die Schlüssel zum Reich Gottes, in denen ist Vergebung, in denen ist Segen; von denen geht der Weg und die Wahrheit, denn aus denselbigen sind sie.»

Und was mit dem Gefühl der gläubige Christ der Vergangenheit ahnend berührte, wenn in Andacht verloren und träumend sein Blick haftenblieb am Bilde der heiligen Jungfrau, der holdseligen Maria, die Gottes Sohn an ihrem Herzen hält, was als Wahrheit und Weisheit des Bildes Essenz und Kraft ist, das kleidet Paracelsus in ein Gleichnis, dem Leben der Mutter Erde entnommen:

Gott ist der Same,
Maria ist der Acker,
Christus ist die Frucht.

Anmerkungen des Herausgebers

1 Gemeint ist: Codex Vossianus Chymicus F 24 der Universitätsbibliothek Leiden, Abt. Westersche Handschriften. Der Codex wurde beschrieben von *Karl Sudhoff,* Versuch einer Kritik der Echtheit der Paracelsischen Schriften. 2. Teil: Paracelsus-Handschriften. Berlin 1899, dort: Nr. 88, S. 306f.
Siehe auch: *Katharina Biegger,* «De invocatione beatae Mariae virginis» (= Kosmosophie, 6). Stuttgart 1990, S. 116f.

2 Der Sachverhalt ist umgekehrt: Die Brustbilder (Augustin Hirschvogel) mit den Daten 1538 und 1540 sind die Vorlagen für die späteren Überarbeitungen. Siehe zu den Porträts, die Hirschvogel radierte: *Josef Strebel,* Nova Acta Paracelsica, 3. Jahrbuch 1946, S. 133–146.

3 *Franz Hartmann* [u. a.], Theophrastus Paracelsus als Mystiker. Ein Versuch, die in den Schriften von Theophrastus Paracelsus verborgene Mystik durch das Licht der in den Veden der Inder erhaltenen Weisheitslehren anschaulich zu machen. Leipzig [o. J. = 1904].

4 *Franz Strunz,* «Volumen Paramirum» und «Opus Paramirum». Jena 1904.

5 *Franz Strunz,* Theophrastus Paracelsus, sein Leben und seine Persönlichkeit. Leipzig 1903.

6 *Franz Strunz,* Theophrastus Paracelsus. Das Buch Paragranum. Leipzig 1903.

7 Siehe Anm. 1.

8 Die neuere Paracelsus-Forschung betrachtet den Namen «Paracelsus» als eine Latinisierung – nach der Gepflogenheit in Humanistenkreisen – von «Hohenheim».

9 Mit *Celsus* ist der eklektische Philosoph gemeint, der platonische und stoische Lehren miteinander verknüpfte und nicht Aurelius Cornelius Celsus, der ein großes Werk über Medizin hinterließ.
Celsus schrieb seinen «Sermo verus» (= «Die wahre Lehre»)

um 178 n. Chr. Das Werk ist die erste durchgreifende Polemik gegen das Christentum.

10 *Origenes,* frühchristlicher Theologe, wurde um 185 in Alexandreia geboren, starb spätestens 253 in Caesarea oder in Tyros. Seine Schrift «Contra Celsum» (in acht Büchern) wird als die wichtigste Apologie vor dem Konzil von Nicäa (325 n. Chr.) betrachtet.

11 *Auguste Dide,* Das Anti-Evangelium des Celsus. Übersetzung und Vorwort von A. Saager. Frankfurt a. M. 1907.

12 Hier sei auf das sog. Rosenkreuzer-Porträt, Holzschnitt von Franz Hoghenberg in einem Paracelsus-Frühdruck von 1567, hingewiesen. Es ist hier auf Seite 22 reproduziert. Der Sohn des Kölner Druckers Byrckmann, der Arzt Dr. Theodor Byrckmann, gehörte zur Kölner rosenkreuzerischen Adeptenschule. Siehe dazu: *Josef Strebel,* Über Entstehung und Bildkomponenten des sog. Rosenkreuzerporträts Hohenheims des kölnischen Byrckmann-Holzschnittes von Franz Hoghenberg 1567. Nova Acta Paracelsica 4. Jahrbuch 1977, S. 122–127.

13 Das «Volumen Paramirum» gehörte zu den frühen Schriften des Paracelsus (um 1520); das «Opus Paramirum», das Paracelsus nach dem «Volumen» zu schreiben sich vornahm, schloß er 1531 in St. Gallen ab.

14 *Dionysios Areiopagites* (um 500 n. Chr.) war ein bedeutender christlicher Schriftsteller, der christliche Dogmen mit neuplatonischen Lehren vereinte.

15 Übersetzung (Will-Erich Peuckert): «*Der* Mann soll keines andern sein, der auf sich selber stehen kann allein.»

16 Das Vorwort zu ihrem Werk «Die okkulten Ursachen der Krankheiten (Volumen Paramirum des Paracelsus)» datierte *Elise Wolfram* mit «September 1911». Es erschien im Jahre 1912. Ein Neudruck dieser wichtigen Paracelsus-Studie erschien – mit einer ausführlichen Einleitung von Willem F. Daems – 1991 im Verlag am Goetheanum Dornach.

17 Siehe Anm. 13.

18 In Wolframs Werk «Die okkulten Ursachen der Krankheiten» (siehe Anm. 16), Kapitel 2.

19 Unter den sog. «Schriften des Hermes Trismegistos» (des dreimal großen Hermes) ist die «Tabula Smaragdina» das Kernstück der Alchimie. Sie geht über den islamischen Esoteriker Ǧabir ibn Hayyān (9. Jh.) auf Apollonius von Tyana (1. Jh.) zu-

rück, in dessen «Buch der Ursachen» gesagt wird: Ihr Oberstes ist verbunden mit dem Untersten, ihr Nächstes mit dem Fernsten; sie besteht ganz aus einem einzigen Grundstoff, es verknüpft sie ein einziges Gepräge, in dem kein Unterschied vorhanden ist.

20 In Wolframs Werk (siehe Anm. 16), Kapitel 3.

Hermann Beckh

Alchymie

Vom Geheimnis der Stoffeswelt

Mit einer bibliographischen Übersicht, einer biographischen Notiz und einem Nachwort herausgegeben von Willem F. Daems

4. erweiterte Auflage 1987 (photomechanischer Nachdruck der 3. Auflage 1942), 139 Seiten, Leinen gebunden mit Goldprägung

ISBN 3-7235-0429-9

Rudolf Geering Verlag

Inhalt

«Die kleine Schrift wendet sich an alle, die auch das physisch noch nicht Greifbare im Gedanken verdichten, im meditativen Denken es gestalten, meditierend geistige Inhalte sich erarbeiten wollen.»

VERLAG AM GOETHEANUM — CH-4143 Dornach